Metodi di guarigione
con l'aiuto della coscienza

L'Insegnamento sulla Salvezza Globale e lo sviluppo
Armonico del mondo Interiore ed Esteriore

Svetlana Smirnova

und

Sergey Jelezky

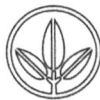

SVET-Zentrum, Hamburg

SVET UG (haftungsbeschränkt)

www.svet-centre.com

1. Italian Edition

German first edition, May 2010

© 2015 of italian Edition

SVET-Center, Hamburg

Svetlana Smirnova

www.svet-centre.com

Cover: Sergey Jelezky

www.jelezky.com

ISBN: 978-3-945549-23-0

Un ringraziamento speciale a
Grigori Grabovoi
che ha permesso la realizzazione di questo libro. Allo stesso tempo, ringraziamo i nostri altri insegnanti Nadezhda e Vadim Korolev, Igor Petrov Arepjev
e Arcady per la loro vasta conoscenza, che è confluita in questo libro.
Svetlana e Sergei nella primavera del 2010

AVVERTENZA!

Questo libretto non costituisce un consulto medico. E' inteso solo come un volume di riferimento non come un manuale medico. L'informazione qui fornita è rivolta ad aiutarvi a prendere decisioni consapevoli sulla vostra salute. Questo libretto non intende sostituire alcun trattamento che possa essere prescritto dal vostro dottore. Se sospetti di avere un problema medico o prima di iniziare qualsiasi regime di guarigione, ti consigliamo di cercare un aiuto medico competente e/o di consultare un medico!

Per quanto si tratta di questioni relative alla salute, qui vorremmo far notare che questi pilotaggi non costituiscono „trattamento" nel senso convenzionale e, pertanto, non devono limitare o sostituire un trattamento da parte dei medici.
Quindi nel dubbio, seguite le istruzioni del vostro medico curante o di qualsiasi altro medico professionista o del farmacista di fiducia!

1

Contenuto

0. PREFAZIONE

Gentile lettore,

tutti viviamo un tempo straordinario, - il tempo del cambiamento da vecchi valori - verso la formazione di nuova conoscenza. Osserviamo così un veloce sviluppo delle ricerche sull'uomo e sull'ambiente. Dai moderni scienziati sono state fatte molte nuove scoperte e presentate molte teorie rivoluzionarie e alternative. Sembra che la scienza moderna possa letteralmente "assicurare" l'umanità contro tutto – nuovi virus e batteri, stress e "esaurimenti nervosi", catastrofi ecologiche e tecnologiche. Ma: più le moderne scienze avanzano nella conoscenza, più diventa evidente che anche lo spazio dello sconosciuto sia senza confini.

Chi può aiutarci a trovare risposte ad una mole di domande legate sia alla nostra vita quotidiana – ricerca del senso della vita – che anche alla speranza di guarigione?

La dottrina, che qui descriviamo da alcuni è già parzialmente conosciuta attraverso diversi scritti, mentre altri la incontrano per la prima volta.

Quando nel 1992 in Russia, in diversi Istituti, si iniziò ad indagare sulla "salvezza globale" e conseguente "sviluppo armonioso" del mondo (nell'ambito della realtà percepibile), nacque questo sapere, che da allora, si è continuamente evoluto e prosegue con sempre nuovi risultati.

Intanto uomini di tutto il mondo, di diverse religioni e lingue, parlano di questi risultati. Questa dottrina presuppone che la creazione (Dio) esista ovunque uniforme in qualsiasi fede e in ogni cultura.

Non è una nuova religione, ma la conoscenza della creazione (Dio) stessa, che viene riscoperta da Grigori Grabovoi e resa familiare. Grigori Grabovoi dice che il mondo (la realtà esteriore) e l'uomo dotato di anima (realtà interi-

3

ore) sono strutture informative: „Se guardiamo il mondo, gli uomini in questo mondo e come l'uomo si sviluppa in questo mondo, allora vediamo che tutto ciò che è sottoposto al cambiamento parte dall'uomo. Vale a dire, il mondo, la realtà esteriore, si sviluppa a partire dall'uomo, attraverso la sua realtà interiore conscia o inconscia.

Grigori Grabovoi ha scritto 3 opere sulle sue scoperte, in cui sono descrittele vie per il recupero totale e la rigenerazione degli organi, così come la guarigione di malattie apparentemente incurabili, tra cui l'AIDS e il cancro. Il suo metodo si pratica da molti anni in diversi paesi. Molti risultati di guarigione straordinarie sono stati documentati e autenticati con documenti notarili. Grigori Grabovoi ha dimostrato nella pratica medica che non esistono malattie incurabili e che qualsiasi malattia, tra cui il cancro e l'AIDS allo stadio terminale, possono essere guarite. Molti dei suoi allievi, tra cui anche noi - Svetlana Smirnova e Sergey Jelezky – hanno potuto ottenere, attraverso l'uso di questi metodi per il recupero della salute e l'armonizzazione degli eventi interni ed esterni all'uomo, gli stessi o simili risultati. Vorremmo far notare che alla fine ognuno può trovare il proprio metodo efficace, per se stesso (o altri), metodo (i) preso da tutta la gamma dei metodi offerti per avere successo. In questa brochure, forniamo solo metodi che abbiamo applicato noi stessi con successo, sia a noi stessi che ad altre persone. Questi metodi vengono da Grigori Grabovoi e sono stati ulteriormente sviluppati dai nostri colleghi, Nadezhda e Vadim Korolev (lavoro con qualsiasi malattia, guarigione mentale delle malattie infantili, (restauro rigenerazione riparazione) della colonna vertebrale, extruder, struttura dell'anima).

Il metodo di (restauro rigenerazione riparazione) dei denti è da Arkady Petrov. Noi dal SVET -Zentrum vi auguriamo buona salute e grande successo in tutti i vostri progetti! Ricordate che tutti i fili della vostra vita stanno nelle vostre - e solo nelle vostre - mani. L'albero della vita, che esiste nella vostra coscienza,

4

ha rapporti interni ed esterni alla realtà. Nell'organismo vi sono le relazioni tra cervello e ogni organo, per il mantenimento dell'equilibrio vitale con ogni cellula e - più importante - con l'ambiente.

Faccia del bene per se stesso e per il suo ambiente. Pensate positivo e tutto sarà buono e armonioso. I vostri problemi saranno risolti, le difficoltà si dissolveranno nel nulla e il vostro organismo ringiovanito e guarito diventerà il sostenitore del vostro spirito per molti, molti anni a venire.

Cordialmente
Svetlana Smirnova e Sergey Jelezky

SVET Center, Hamburg

5

1.

Umani!
Voi siete il mondo, voi siete eternità.
Voi possedete poteri immisurabili.
Le vostre possibilità sono senza limiti.
Siete l'incorporazione del creatore.
In voi, risiede la sua volontà,
attraverso il suo destino voi cambiate il mondo.

In voi, risiede il suo amore.
Amate ogni vita che egli ha fatto, egli che ha creato voi.
Non inasprite il vostro cuore. Pensate bene, fate bene.
Il bene tornerà a voi con la longevità.
L'amore vi darà immortalità,
fede e speranza, prudenza.

Con fede e amore
il vostro potere invisibile sarà vivo.
E voi otterrete tutto quello che sognate.
Immortalità, è la faccia della vita.
Proprio come la vita è la traccia dell'eternità.
Create di vivere nell'eternità.
Vivete per creare eternità.

Grigori Grabovoi

2. "L'Insegnamento sulla Salvezza Globale e lo sviluppo Armonico del mondo Interiore ed Esteriore"

Alcuni di voi, attraverso altri lavori, hanno in una certa misura già familiarità con l'insegnamento di cui parleremo in questa sede. Altri lo ascolteranno per la prima volta. Questa conoscenza ha iniziato a svilupparsi nel 1992 in diversi istituti Russi, quando la ricerca sulla salvezza globale e lo sviluppo armonico del mondo, la nostra realtà percepibile, iniziò. Da allora, si sono continuamente evolute e costantemente hanno prodotto nuovi risultati e conoscenze.

Nel frattempo, persone che vengono da differenti nazionalità in tutto il mondo, parlano di questi risultati in linguaggi differenti. Questo insegnamento è basato sulla premessa che la creazione e Dio, "il Creatore", esiste ovunque uniformemente, non importa quale sia il credo o religione.

Questa non è una nuova religione ma la conoscenza della creazione stessa riscoperta e resa pubblica da Grigori Grabovoi®. Grabovoi afferma che il mondo e la "realtà esterna" e il profondo essere umano, la "realtà interiore" sono strutture informative:
"Guardando al mondo, all'essere umano in questo mondo e a come l'essere umano si sviluppa in questo mondo, possiamo vedere come ogni cambiamento viene dall'essere umano. Questo vuol dire: l'essere umano sviluppa il mondo, la sua realtà esterna, attraverso la sua realtà interiore cosciente o non cosciente".

Grigori Grabovoi scrisse diversi libri su questa comprensione descrivendo, tra le altre cose, la via per ripristinare e rigenerare organi e per guarire malattie apparentemente incurabli, includendo AIDS e cancro. Molte guarigioni straodinarie e di successo sono state documentate ed alcune sono state certificate mediante notaio pubblicamente.

Molti dei suoi studenti, compreso me stesso, sono stati capaci di conseguire i medesimi risultati attraverso l'applicazione di questi nuovi metodi del ripristino della salute e di armonizzazione degli eventi nelle persone e intorno ad esse. Grigori Grabovoi provò, nella prassi medica, che non c'è nulla che sia una malattia incurabile e che ogni malattia, inclusi cancro e AIDS nel loro così chiamato stadio finale, può essere sconfitta.

- "Grigori Grabovoi, qual è la tua comprensione della salute?"

- "La salute è uno stato di realtà nel quale le relazioni tra un essere umano ed il mondo esterno sono nella massima armonia possibile. Anche se, la salute non è solo una condizione fisica. E' sia un fenomeno morale sia sociale, sia politico. La salute è un sistema di relazioni nel quale esiste un corpo sano."
(A. Vershinin: da „Le tecnologie di salvezza globale", un'intervista con Grigori Grabovoi).

3. Come è possibile, Ricostruire l'Essere Umano ed il Mondo Identificabile?

• Il mondo intero ha una struttura informativa.

• L'essere umano è una struttura di luce che contiene informazioni.

• Ci sono tre livelli divini all'interno dell'essere umano:

- **Anima**
- **Mente**
- **Coscienza**

Questa triade costituisce l'essere umano e l'intero mondo. L'essere umano può essere rigenerato in prima istanza nel cosiddetto livello di informazione dove la sua matrice originaria, secondo il piano della creazione, esiste.

Nel suo libro "Angewandte Strukturen der Ebene der schaffenden Informationen" (" Strutture applicate del livello di Informazione della Creazione", in preparazione), Grigori Grabovoi descrive come è strutturato (creato) l'essere umano. Il libro descrive come, attraverso le proprie strutture mentali (realtà interiore), l'essere umano ha una diretta relazione e interagisce con l'intero mondo (realtà esteriore).

La comprensione delle relazioni e delle strutture universali porta a comprendere che ogni essere umano è direttamente ed indirettamente connesso all'intero mondo e questo essere umano, come causa, crea un effetto e lo cambia con il proprio pensiero, sensazione e azioni.

9

Analogamente, un cambiamento nella realtà esterna porta ad un cambiamento nella realtà interiore dell'essere umano.

Perchè è importante per gli umani imparare a guarire se stessi?

Attraverso la guarigione di se stessi e il raggiungimento dell'armonia interiore e della **divina norma (= standard divino)**, gli esseri umani simultaneamente guariscono se stessi ed entrano in armonia con l'ambiente. Attraverso il ripristino dell'ambiente e portando l'ambiente in armonia e nella norma, l'essere umano causativo si è portato in armonia e nella norma.

Pertanto, l'essere umano ha l'unica capacità di cambiare il mondo attraverso la sua coscienza. Egli può trasformare ogni informazione negativa — informazione che diverge dalla norma — in informazione positiva, cioè informazione concorde alla norma con la creazione (il creatore, Dio).

Secondo le conoscenze attuali, il mondo è costruito come segue:

L'anima crea luce e informazione. La mente porta questa informazione dall'anima nella coscienza. La coscienza incorpora l'informazione e la realizza nella forma di oggetti (materia), che vediamo formati intorno a noi. Cambiando l'informazione l'essere umano cambia il mondo e se stesso.

10

Il mondo dipende direttamente dalla coscienza dell'essere umano. Per cambiare il mondo, il mero desiderio di una persona di conoscere se stesso è sufficiente. Conoscendo se stessi gli esseri umani trovano la creazione, trovano Dio. La gente cerca Dio in Tibet, in India. Altri lo cercano nel cosmo e così via, ma Dio è dentro ogni essere umano e la sua anima. L'anima è creazione, una parte di Dio, e attraverso la coscienza ogni cosa con il respiro della vita in se si manifesta nel mondo tangibile.

Attraverso l'evoluzione mentale e spirituale, l'essere umano trova Dio e riconosce la creazione in tutto ciò che è. In questo caso, l'essere umano ottiene infinite possibilità e potere creativo. Grigori Grabovoi dice che ogni persona può usare questa conoscenza e conseguire questi rusultati applicandola.

E' possibile rigenerare organi persi poichè l'informazione dell'organo sano è permanentemente salvata in un campo informativo. Il corpo fisico umano è una struttura manifestata che si è sviluppata da una struttura informativa, una matrice originale predeterminata dalla creazione. Noi diciamo che siamo "bambini" o "immagine di Dio". Inoltre, l'anima umana contiene un punto di archiviazione nel quale tutte le informazioni sulla sua individualità sono immagazzinate. Lavorando con le informazioni contenute nel punto di archiviazione, ciascun essere umano può essere rinnovato.

Tutto quello che è necessario per iniziare il processo di ripristino è un impulso di luce che viene dall'anima umana. Il mero desiderio di una persona di aiutare se stessa e altre persone è sufficiente per innescare questo impulso dell'anima. Il successo visibile, tuttavia, dipende da un'importante condizione: il credere nella crezione. Ci vuole fede in un creatore, Dio, presente in tutto — e in noi, come sua creazione — per essere in grado di rigenerare un organo perso o parti di esso.

Se una persona non ci crede, tutti gli sforzi sono vani. Il mondo è Dio e Dio è il mondo! Tutto quello che riceviamo intorno a noi, inclusi noi stessi, è un'espressione di Dio e della sua creazione. Una volta che una persona inizia a comprendere questo, sarà capace di, attraverso la sua anima, di esercitare un'influenza creativa sulla propria salute e gli eventi nella propria vita.

L'**Anima** è la "sostanza" che è stata donata dal Creatore, secondo l'eternità del mondo – un elemento eterno. L'anima è incrollabile, esiste come una struttura organizzata del mondo e quindi da essa, in linea di principio, discende la riproduzione di alcuni termini come **la mente**, alla quale anche il concetto di azione appartiene. Così, che qualcuno può dire - in un certo concetto - le attività dell'anima sono consce. E' per questo che uno può, perfezionando la base spirituale verso uno sviluppo creativo del mondo, cambiare anche l'anima. Uno dei principi di "rinascita" è, che la vita eterna richiede lo sviluppo dell'anima. Infatti, con la vita eterna – dovuta all'evoluzione dell'uomo e della società - tutti i compiti saranno nuovi – e nuovi compiti sorgeranno. Pertanto, lo sviluppo dell'anima è assolutamente necessario affinchè l'uomo possa incontrare adeguatamente queste nuove sfide. L'anima è un lavoro personale del Creatore – è la luce del Creatore (della creazione). Esiste in un determinato "assoluto" spazio nel quale Dio l'ha creata.

La **Coscienza** è una struttura che permette all'anima di controllare il corpo. L'anima, la cui parte materiale è il corpo, intergisce con la realtà attraverso la struttura della coscienza. Così in un senso più ampio, la coscienza è una struttura che connette il mondo spirituale al mondo materiale. Cambiando la

12

coscienza si può anche trasformare la mente e quindi le azioni, che vuol dire: gli eventi, poichè l'anima è una parte dell'universo - presente in ogni caso. Di conseguenza, il cambiamento nella coscienza dell'uomo causa il cambiamento di tutti gli altri elementi del mondo (e dell'universo). Lo sviluppo dell'uomo, la sua perfezione, è strettamente connessa allo sviluppo della sua coscienza. Un cambiamento nello stato di coscienza il costante aumento a stati più elevati di coscienza è esattamente l'enfasi principale dell'uomo.

Un termine chiave nella Bibbia è "**il Regno di Dio**". Il Regno di Dio, in primo luogo, è il più alto stato di coscienza. E l'aumento del livello di consapevolezza sempre più elevato è la vera via per Dio. Quindi, la frase „**il Regno di Dio è dentro di noi**" diventa chiara. Perchè "il Regno di Dio" è un elevato stato di consapevolezza che c'è, perchè è anche dentro di noi. Quando Gesù continuava a dire "Svegliatevi", egli intedeva nel senso diretto! Perchè lo stato normale di essere risvegliati, comparato al più alto stato di coscienza, è un profondo stato di sogno, quasi lo stesso - comparato allo stato di coscienza di veglia – il nostro stato ordinario di sogno, è quello di essere addormentati.

La **Vera Coscienza** è una consapevolezza che riflette la realtà del mondo nell'infinito spazio/tempo-continuum. Questa consapevolezza ci permette di vivere per sempre e di svilupparci per sempre. La vera coscienza riflette il sistema di sviluppo dell'universo in un tempo infinito e spazio adeguatamente – e ha la caratterisitica del riflesso dell'intera realtà, in ciascun segmento. E' il principio di olografia multidimensionale. La Vera Coscienza è sviluppata con sviluppo intellettuale e spirituale. E non dobbiamo dimenticare che anche la più piccola cellula è connessa con l'intero macrocosmo. Cambiamenti a livello micro possono, secondo le leggi universali delle relazioni, procedere a livello macro.

13

Coscienza Espansa è una condizione nella quale la percezione si allarga e comincia a cogliere il livello generale di coscienza.

Consapevolezza è una parte della coscienza, uno strumento di controllo che progetta realtà nella coscienza individuale.

Materia è anche la storia della coscienza.

Esercizi di concentrazione per ciascun giorno del mese

Questi esercizi che vengono dal libretto omonimo di Grigori Grabovoi contribuiscono ad un'ulteriore sviluppo della vostra consapevolezza; essi influenzano gli eventi che si dispiegano nella vostra vita in modo positivo; vi supporteranno nel conseguire una perfetta salute e una perfetta armonia con il battito del cuore dell'universo.

Per ciascun giorno del mese ci sono tre esercizi che corrispondono a questo giorno. Gli esercizi di concentrazione avviano un processo che porta alla guida degli eventi nella vostra vita. Questo è compiuto attraverso il numero di svariate tecniche. Durante il processo di concetrazione mantenere in mente sempre l'obiettivo concreto che si vuole raggiungere. Vedete chiaramente l'obiettivo che volete raggiungere!

• Nel **primo esercizio** di ciascun giorno del mese concentratevi su un elemento arbitrario della vostra realtà interna ed esterna (**obiettivo universale armonico**).

• Nel **secondo esercizio** focalizzatevi su una sequenza di numeri, prima

14

su un numero con sette cifre, e successivamente su un numero con nove cifre (**obiettivo individuale in conformità**).

* Nel terzo esercizio trovate una descrizione verbale di tecniche per influenzare gli eventi nella vostra vita (**armonizzazione della giornata, obiettivi personali ed espansione generale di consapevolezza e coscienza**)

Ponete attenzione specialmente a quanto segue: dovete assolutamente comprendere che l'efficacia del focus, dipende prima di tutto dall'accesso alla vostra capacità di concentrazione. Aprite voi stessi a questo processo creativo! Ascoltate la vostra voce interiore, che vi rende pronti dal punto di vista pratico a lavorare con questi esercizi di concentrazione.

4. Numeri come forma stabile di controllo

Dietro ogni numero c'è una corrispondente struttura vibrazionale. La stessa cosa può essere detta di una sequenza numerica. G. Grabovoi presenta le sequenze dei numeri nel suo libro: Esercizi di concentrazione (ISBN 978-3-943110-14-2) e Rigenerazione dell'organismo umano attraverso il focus (concentrazione) sui Numeri e sono connessi al controllo che viene emesso da un piano universale. Quindi, il lavoro con i numeri è favorevole allo sviluppo dell'intelletto spirituale. Le sequenze di numeri svolgono la funzione di strutturare la mente cosciente per il controllo della realtà.

Mentre ti focalizzi sui numeri, puoi consciamente comprendere te stesso, percepire il tuo organismo, vederlo nell'occhio della mente e vederlo completamente guarito. **Combina sempre il processo di concentrazione con un obiettivo personale, secondo la NORMA!** Questo è importante per un veloce ripristino dello stato normale. Espresso su un livello fondamentale si dovrebbe dire che c'è una struttura vibrazionale universale, intelligente ed armoniosa dietro a ciascun numero. Si distingue per l'efficacia dei numeri.

Esiste anche una struttura vibrazionale universale, intelligente dietro ogni parola e ogni suono. La coscienza umana ha aree connesse a ciascun numero. Focalizzandosi su ciascun numero si creano vibrazioni in queste aree. E' irrilevante in quale linguaggio i numeri sono pronunciati.

Siate consapevoli del seguente importante "momentum"!

Dovete capire che l'efficacia del vostro focus (concentrazione) dipende largamente dall'atteggiamento che avete nel focus (concentrazione). Provate ad aprirvi a questo processo creativo. Ascoltate la vostra voce interiore che vi sussurra sulla parte pratica del focus. Potete, ad esempio scrivere una sequenza numerica su un pezzo di carta e concentrarvi su di esso. Oppure potete farlo in maniera differente, come detto sotto, ad esempio:

l'informazione del vostro obiettivo di focus (concentrazione), ad esempio guarire una persona, può essere anche posizionata in una sfera della forma di un orb. Preparatevi per individuare quale numero brilla in maniera più luminosa. Dopo che ricevete il vostro primo numero pensate che uno dei numeri nella sequenza numerica posizionato nella superficie interna della grande sfera brilli in maniera più luminosa degli altri, fissate il vostro focus (concentrazione) su questo numero. Dopo nei vostri pensieri connettete la parte interna della sfera che contine il vostro obbiettivo su cui vi state concentrando con l'elemento

16

percepito nella forma di questo numero.

Quando vi focalizzate (concentrate) su una sequenza di 7 numeri, potete immaginare che i numeri siano localizzati su un lato della superficie di un cubo. Nel processo potete spostare i numeri per raggiungere il massimo effetto, seguendo la vostra intuizione.

5. Guarire qualsiasi malattia con le Sequenze Numeriche

Questo metodo di guarigione delle malattie attraverso l'applicazione delle sequenze numeriche è semplice e molto efficace. Grigori Grabovoi descrive questo approccio nel suo libro Rigenerazione dell'organismo umano attraverso il focus sui Numeri.

Il libro elenca approssimativamente 1000 nomi di malattie e assegna a ciascuna di esse una sequenza numerica. Queste sequenze numeriche possono consistere in 7, 8, o 9 numeri. Mentre ti focalizzi su una specifica sequenza numerica, guarisci te stesso dalla corrispondente malattia. Può sorgere la domanda, "Perchè una semplice azione come focalizzare (concentrarsi) su una sequenza numerica è così efficace?"

Ecco quello che è: ogni malattia è una deviazione dalla norma. Questa anomalia può esistere nelle cellule del corpo, negli organi o nelle funzionalità dell'intero organismo. Guarire una malattia vuol dire ristabilire la norma. Le sequenze numeriche sono viste per questa conversione. Nel lavorare con le sequenze numeriche e focalizzando su di esse, ti sintonizzi con lo stato che costituisce la norma. Questo porta alla guarigione dalle malattie.

17

Al fine di rendere il processo di guarigione più comprensibile riportiamo alcune informazioni sul sistema vibrazionale dei numeri. La nostra vita accade nel ritmo. I pianeti girano intorno al sole in orbite cicliche. Nel caso della terra, questo significa un cambiamento continuo dalla primavera, estate, autunno ed inverno.

La terra ruota intorno al suo asse, e di questo facciamo esperienza con il giorno e la notte. La stesso cosa avviene ad un livello micro. Gli elettroni circondano il nucleo dell'atomo in orbite definite e movimenti ritmici. Ciascuno di noi può sentire e ascoltare il nostro battito cardiaco ritmico. Ogni cellula nel nostro corpo ha il suo proprio ritmo. A sua volta, la totalità delle cellule del corpo hanno il loro proprio ritmo. C'è anche un ritmo nell'interconnessione di tutti gli organi.

In questo contesto, possiamo comparare il nostro organismo ad un'orchestra con molti musicisti che eseguono la stessa composizione armoniosa con un dato spartito musicale. L'orchestra collettiva ha un suono differente da ciascun musicista e dal suo strumento. Se un singolo musicista sbaglia una nota, disturba l'armonia dell'intera orchestra.

La stessa cosa succede per un organismo. Il ritmo di ciascun organo individuale, anche di ciascuna cellula, interrompe o armonizza l'intero organismo. Nessuno deve suonare in maniera stonata. Tutti hanno la capacità di suonare in armonia. Il suono nel nostro corpo può essere sempre armonioso.

Se un organo, o una funzione del corpo, devia dalla norma, inizia a svilupparsi la disarmonia nel tutto — una malattia. Noi siamo il conduttore di questa orchestra. Abbiamo l'abilità di ripristinare il suono armonioso del corpo. Il

18

ritmo può essere osservato anche in posti dove a prima vista sembra non ce ne sia.

Diamo un'occhiata all'arcobaleno. Vediamo i bellissimi colori vibranti. Ma da un punto di vista scientifico cosa sono i colori? La nostra percezione dei colori è basata sull'effetto di onde elettromagnetiche con differenti frequenze. Ad esempio, se raddoppiamo la frequenza del colore rosso , otteniamo la frequenza del violetto.

Frequenze differenti, o vibrazioni, sono dietro la percezione dei colori. Ciascun colore ha una specifica frequenza assegnata. Ad esempio, tutte le immagini che vediamo in TV consistono soltanto di tre colori: rosso, verde, e blue. Otteniamo l'immagine ottimale quando ciascuno dei tre colori è presentato in diversi rapporti e livelli di luminosità. Pertanto, ciascuna nuova combinazione che emerge dallo spettro produce i suoi propri effetti.

La stessa cosa può essere detta per le sequenze numeriche. Puoi guardare a ciascun numero come ad una frequenza e ciascuna sequenza numerica come una specifica successione di frequenze e vibrazioni. Ad esempio, l'assegnazione di un posto sbilanciato su un aereoplano può disturbare l'equilibrio complessivo dell'aereo e portare a vibrazioni indesiderate. Il volo sarà stabilizzato e armonizzato se gli occupanti dei posti sono distribuiti in maniera bilanciata.

Ora affronteremo il libro (catalogo) delle sequenze numeriche

Il ripristino della salute attraverso il focus sui Numeri consiste di 27 capitoli. Ciascun capitolo guarda certe malattie nel loro complesso. I primi 25 capitoli coprono tutte le malattie conosciute. Sotto il titolo di ciascun capitolo, troviamo

19

la sequenza numerica che corrisponde a tutte le malattie discusse nel capitolo.

Potete sempre applicare detta sequenza numerica, in special modo se non avete una diagnosi esatta! La gente spesso sa che la malattia riguarda una determinata area. Se la malattia è stata diagnosticata usate la sequenza numerica elencata per detta malattia.

La struttura del libro è fatta in modo che ciascuna malattia è immediatamente abbinata con la corrispondente sequenza numerica.

La lista del capitolo 26 si concetra sulle malattie sconosciute. E funziona come di seguito indicato: il corpo consite di sette parti e una sequenza numerica specifica è assegnata a ciascuna parte.

Lavorando con „Ripristino dell'Organismo Umano attraverso la focalizzazione sui numeri „, di Grigori Grabovoi

Le cifre non sono simboli solo matematici, ma energia del Creatore. La normalizzazione ("guarigione") può avvenire mediante un numero singolo o una sequenza di numeri. Si può selezionare una sequenza numerica dal libro, corrispondente alla malattia, inserirla in una sfera, mentalmente comprimerla fino a farla diventare della misura della testa di un fiammifero, installare la vibrazione armoniosa ("guarigione") nel corpo e lasciare che sia efficace per un certo periodo di tempo.

E' anche possibile immaginare i numeri e le sequenze in luce e colori differenti. Tutti gli esercizi di concentrazione devono essere fatti in uno stato

20

di ispirazione , cioè entrando in uno stato della mente.

Applicazione e trattamento dei dati

Diciamo che qualcuno ha mal di testa. Usate la sequenza numerica corrispondente alla testa. Se il dolore riguarda altre parti del corpo vi focalizzate su di esse una alla volta fino a che tutte le aree interessate sono state coperte. Il processo di concentrazione deve essere sempre combinato con un risultato positivo, un obiettivo, "ripristino della norma del creatore!"

Voglio parlare delle sequenze numeriche di differente lunghezza. Compariamo sequenze numeriche consistenti in sette, otto e nove numeri.

Una sequenza numerica a nove cifre è per la guarigione di una o due specifiche malattie.

Una sequenza numerica a otto cifre è per guarire cinque o più malattie.

Una sequenza numerica a sette cifre è per guarire 10 o più malattie. Questa sequenza numerica possiede più possibilità rispetto alle altre. E' questo il motivo per il quale la sequenza numerica a sette cifre è stata inclusa nel libro (catalogo) di G. Grabovoi.

Potete spostarvi da un numero al successivo o andare dal numero all'inizio/fine della sequenza al centro della sequenza. Ci sono modi differenti di focalizzare mentre si lavora con le sequenze numeriche. Potete dedicare lo stesso ammontare di tempo a ciascun numero o variare il tempo di concentrazione per ciascun numero.

Attraverso il cambiamento del tempo di concentrazione su un particolare numero, state cambiando l'intensità dell'effetto che questo numero ha sulla

21

guarigione. Pertanto l'effetto di ciascuno di essi è differente.

Durante il focus, dovreste fare affidamento sul vostro intuito, sebbene otterrete sempre l'effetto di ricostruzione.

Sequenze Numeriche per differenti Aree del Corpo
(Per malattie sconosciute scegli la corrispondente area del corpo)

Malattie sconosciute in generale	1884321
Testa	1819999
Collo	18548321
Braccio/mano destra	1854322
Braccio/mano sinistra	4851384
Tronco/Busto	5185213
Gamba/Piede destro	4812531
Gamba/Piede sinistro	485148291
Allergie in generale	45143212
Mal di testa in generale	4818543

Sequenze Numeriche per Malattie Miste
La seguente è una lista di malattie comuni e delle loro corrispondenti combinazioni di numeri per l'armonizzazione e la guarigione:

Allergie	45143212
Artriti	8111110

22

Asma bronchiale	8943548
Reumatismi	5481543
Ferite	5148912

Sequenze Numeriche per l'armonizzazione di Eventi Misti

Facile estensione della gravidanza e parto	212580911
Insonnia e sonnolenza eccessiva	514248538
Implementare il negativo in positivo	1888948
Relazioni armoniose nella famiglia	285555901
Promozione dello zelo nell'apprendimento dei bambini	212585212
Armonizzazione delle relazioni tra colleghi (visualizzare una sfera viola, il numero di righe corrono lungo il bordo della sfera)	14111963
Creazione di rapporti armoniosi con l'ambiente / normalizzazione dello stato psico-emotivo.	5154891
Espansione della coscienza (... = concentrazione pausa)	1888888 ... 9... 1
Lo sviluppo della percezione di chiaroveggenza / Ampliamento della acutezza intellettuale	881881881
Collegamento telepatico con Grigori Grabovoi	3582295
Acquisizione ottimale della dottrina della Grigori Grabovoi	17981

Risoluzione di questioni generali e problemi	25122004
Risoluzione di problemi sociali	8137142133914
Stabilità in materia di affari	212309909
Normalizzazione nella posizione finanziaria (Durante la concentrazione, circondati con la sequenza, mettila nel tuo portafogli, nel tuo ufficio e a casa, mettila tra i i tuoi documenti, passaporto...)	71427321893
Prevenzione degli incidenti stradali. (Prima di allontanarvi in auto, recitate mentalmente la sequenza. È anche possibile attaccarla sulla vettura e immaginare il luogo dov'è. Se cominciate a guardare strettamente le singole cifre, esse vanno in una rapida struttura pulsante e visualizzatela come un'unità, anche se sono circa tre. Formalmente, sembrano cinque unità, ma sono registrate come tre unità, solo. Visualizzate il risultato!	11179
Fonte eterna di infromazione e sviluppo (La fonte di ogni informazione, Il livello di eterno sviluppo. La luce argentea di questa sequenza passa a voi, un pensiero di aiuto arriva per la domanda che interessa voi.)	417584217888
Frequenza numerica per la libertà (Imagina il mondo libero. Tutte le barriere tra i paesi sono andate via, tutto è libero di muoversi, non ci sono visti e passaporti da richiedere – libertà!)	9189481
Regolazione degli standards intorno al globo e nel vicino universo (Le sequenze numeriche si muovono, dal Polo Nord in giù, tutto intorno alla terra)	19725181
Riduzione del crimine (nelle città)	978143218
Trasformazione delle informazioni negative in positive	19751

24

6. Tecnologie Particolari o: Come lavorano queste cifre?

Se lavoriamo in qualsiasi situazione, parliamo di ripristino/rigenerazione/ della „norma". Ma cos'è questo standard? E' importante che siamo sempre consci di quanto segue:

Lo standard è uno sviluppo armonico, la salvezza globale generale, lo stato di eternità e lo stato dell'amore – secondo lo standard del creatore.

Tecnologia 1: Il pressing di un risultato/evento/obiettivo da numero

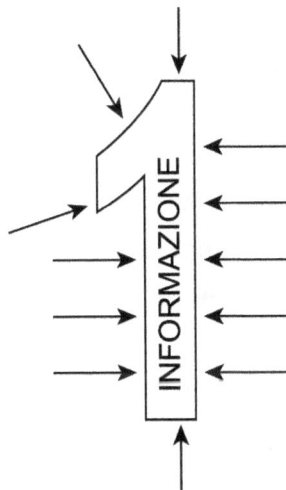

a) **Imagina un numero,** come una forma spaziale. Scegli il numero da te (ad esempio: 1)

Dopo (mentalmente) scrivi l'**informazione** circa un evento, un risultato o un obiettivo che vuoi raggiungere, **nel numero.**

Dopo **comprimi questa struttura** da tutte le parti in un punto. Questo processo di compressione in un senso spreme il risultato desiderato e appare nella realtà.

Se non riesci a visualizzare bene c'è un altro metodo:

b) **Disegna il numero** su un foglio di carta e scrivi le informazioni sul desiderio che vuoi realizzare all'interno del numero.

Dopo, semplicemente comprimi la carta fino a formare una palla. Avrai lo stesso risultato. Il risultato sarà spremuto e manifestato.

Una volta che il processo di „normalizazzione" è avviato, si svilupperà ulteriormente, automaticamente. Qui giace la chiave del successo!

Idealmente, tutto dovrebbe essere fatto come il Creatore lo ha fatto – "una volta e per sempre, nella perfezione" (in questo modo è come ha creato il mondo). Quindi sii consapevole che hai fatto questo una volta e per sempre!

Domanda: Se usiamo le sequenze numeriche di Grabovoi con diverse malattie, su cosa abbiamo bisogno di focalizzarci?

Risposta: **Non vi focalizzate sulle malattie, ma focalizzatevi sulla norma, cioè, l'informazione che porta alla condizione della norma (di creazione).** Questa informazione è originariamente presente nelle sequenze numeriche,

26

perchè i numeri rappresentano eternità e lo standard della norma, cioè vita eterna, sviluppo armonico e la salvezza globale generale.

Grabovoi ha focalizzato i suoi insegnamenti sulla salvezza globale e lo sviluppo armonico in linea con la norma di creazione e, secondo questa, ciascuna sequenza numerica porta informazioni che rispondo alla norma della creazione. Perciò focalizzatevi sulla norma!

Tecnologia 2: Controllo degli eventi usando il numero otto (8)

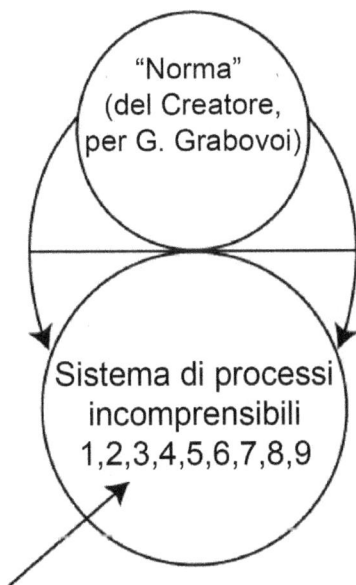

Partendo dal numero "8" su due livelli, superiore ed inferiore (potete farlo con qualsiasi numero, ma 8 è ottimale), **nella parte superiore inseriamo la "Norma"** del **Creatore**, secondo gli insegnamenti di Grabovoi e nella parte

inferiore inseriamo la soluzione di una fase, un obiettivo, il risultato di un desiderio personale!

Una volta che l'evento è realizzato, posizioniamo i numeri nella parte inferiore del numero 8:

• **(1)** rappresenta l'**inizio** dell'azione (la nostra intenzione), in modo che l'evento sia etichettato con un effetto positivo

• **(2)** sta per l'**azione** in se stessa (la nostra attività) nei termini di un'azione orientata ad un'obiettivo

• **(3)** rappresenta il **risultato** della nostra azione (effetto desiderato), il risultato della norma del creatore.

• **(4) (5) (6) (7) (8) (9)** rappresentano l'**evoluzione** dell'evento („processi indistinti", „incertezze") come parte della nostra attività (2), come può essere che, nel corso delle nostre varie attività, dobbiamo eseguire vari passaggi e alternative per raggiungere l'obiettivo desiderato. Questo dipende dall'interazione dell'individuo da aspetti esterni ed interni, dalla sua configurazione e situazione di vita.

Esempio: Vogliamo prendere la patente per la guida dell'auto

Nella parte superiore dell'8 inseriamo „**Norma**" (secondo la creazione) – **senza conoscere esattamente queste condizioni standard.**

28

Nella parte inferiore inseriamo, secondo i nostri desideri, 1) „voglio la patente di guida", pertanto io 2) "devo prendere lezioni di guida e fare l'esame" e 3) „Ho la patente". In aggiunta mettiamo i numeri da 4) a 9) per ulteriori – eventuali – passi correlati. Così abbiamo "neutralizzato" le variazioni incerte. Siamo in grado di rilassarci e gestire il compito!

Tecnologia 3: Concentrazione sul numero 3 (tre)

Questa tecnologia è basata sulla nostra percezione logica e chiara della realtà, quando sappiamo pienamente bene che c'è un futuro. Se impostate la trama logica attentamente, creerete un evento a livello logico.

Preparate voi stessi per il risultato di un'attività. Sapete esattamente quale risultato volete ottenere, senza conoscere i passi dettagliati per farlo. Sapendo che la cifra "3" include la logica di un'azione precedente ("1" e "2"), siete capaci di normalizzare ogni situazione. Il risultato vi fornirà almeno qualche conoscenza del risultato desiderato.

Concentrandosi sul "3" si creano varianti di uno sviluppo logico. Nel numero "3", la logica del creatore si incrocia con la logica umana.

Esempio: pianificate un viaggio per le vacanze.

Pianificate il vostro viaggio fino alla data in cui sarete in salute e felici a casa di nuovo – dopo aver avuto una vacanza meravigliosa – e la vostra vita evolve sontuosamente. Questo vuol dire che voi vi focalizzate sul risultato logico della vostra vacanza: recupero e felicità di vivere, con nuovi obiettivi.

7.Tecnologie per il Ringionvanimento

Concentrazione su una foto:

Prendete una vostra foto di quando eravate giovani e felici e tenetela sospesa al livello degli occhi. Immaginate che le seguenti sequenze numeriche siano nello spazio tra la vostra fronte e la fotografia e focalizzatevi su di essi:

2145432   e   **2213445**

Illuminate la sequenza numerica con la luce argento – bianca del creatore. Per la vostra convenienza, potete scrivere le sequenze numeriche sulla foto, sulla vostra testa nell'immagine, o su un foglio di carta attaccato.

Durante il processo di concentrazione, vedete voi stessi giovani tranquilli – nei momenti più felici della vostra giovinezza, del vostro presente e del vostro futuro.

Ripetete il processo diverse volte, secondo la vostra intuizione, finchè non ha stabilito se stesso nella vostra coscienza. Continuate a lavorare con il processo a vostra discrezione.

Concentrazione sulle piante:

Immaginate o andate vicino ad una bella pianta o albero, creati in naturale perfezione. Mentalmente scrivete ciascuno dei seguenti numeri sulla foglia o ramo di questo albero o pianta

30

1234814 e 1421384

Posizionatevi proprio accanto alla pianta, in una forma e carattere giovane e sani che vi piace di più. Illuminate con luce argento-bianca e vedete voi stessi giovani e tranquilli – nei vostri momenti più felici....

Concentrazione sulle pietre:

Immaginate o andate vicino a una pietra, creata in perfezione naturale. Mentalmente scrivete i seguenti numeri sulla pietra

8275432 e 8223745

Posizionatevi proprio accanto alla pietra, in una forma e carattere giovane e sani che vi piace di più . Illuminate con luce argento-bianca e vedete voi stessi giovani e tranquilli – nei vostri momenti più felici....

8. Controllo di Eventi, usando Onde Sonore

Focalizzati su un obiettivo collettivo o individuale secondo le norme della "salvezza globale e dello sviluppo armonico". Dopo invia semplicemente la tua informazione associata, con alcuni segnali acustici per essere manifestata nell'universo.
I suoni hanno caratteristiche elettromagnetiche e si diffondo in onde, nell'infinito dell'universo.

Esempio: siete nella natura e sentite il rumore del vento nelle foglie degli alberi, o l'erba. Direzionate la vostra concentrazione ai su menzionati obiettivi ed inviate i vostri pensieri con le informazioni delle onde sonore, prodotte dal fruscio del vento negli alberi, foglie e rametti, nell'universo.

Le informazioni dei nostri pensieri sono naturalmente in "onda" e interagiscono con l'"infinito" potere nell'universo, per ripristinare lo stato della norma!

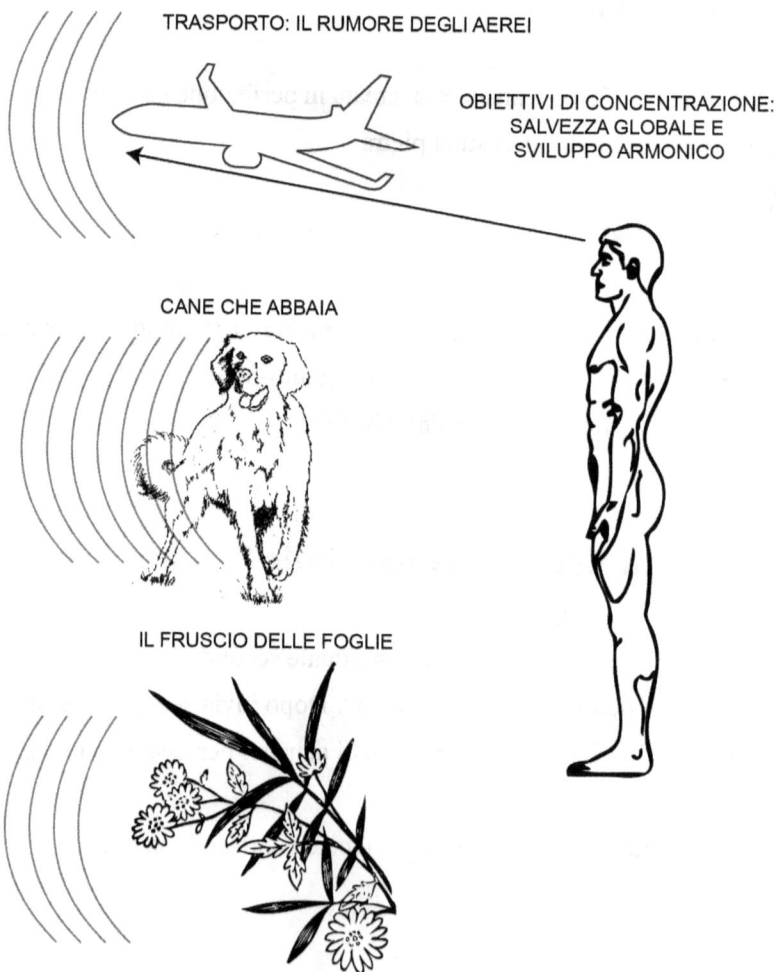

TRASPORTO: IL RUMORE DEGLI AEREI

OBIETTIVI DI CONCENTRAZIONE: SALVEZZA GLOBALE E SVILUPPO ARMONICO

CANE CHE ABBAIA

IL FRUSCIO DELLE FOGLIE

32

9.Rigenerazione mediante concentrazione sui Colori

Per sbarazzarsi di una malattia organica, focalizzatevi sullo spettro dei colori, dove andate da un colore al successivo. Avete bisogno di selezionare il colore più prominente per voi e focalizzare la vostra intera attenzione su di esso. Il colore che attira maggiormanete la vostra attenzione è quello che influenza l'organo appropriato per cambiare la frequenza della sua vibrazione; sarà riportato nello stato della norma.

Se focalizzate su un particolare colore creato nella vostra percezione, l'effetto dell'informazione si dischiude nell'organo malato, e perciò lo riportate alla norma.

„E' d'aiuto focalizzarvi diverse volte nell'arco di un'ora, dalle 10 pm.., orario di Mosca" (Grigori Grabovoi)

10. Lavorare con le Sfere e le Forme Geometriche

L'Area della Creazione dell'Informazione (AIC)

L'Area della Creazione dell'Informazione è **tra la sfera di 1 metro della nostra anima** (raggio di 3 piedi) e **la sfera di 5 metri della nostra coscienza**

(raggio di 15 piedi). Siamo al centro di entrambe le sfere (Fig. 1)

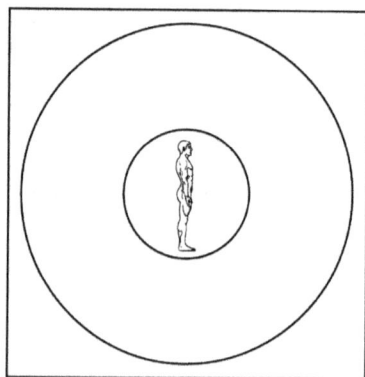

FIG. 1

Il punto centrale di queste due sfere è situato insieme, nel centro geometrico del nostro corpo fisico. Un **punto centrale** è localizzato approssimativamente **nella regione del cuore e l'altro è posizionato nell'area centrale del petto.**

Per il controllo della situazione noi consideriamo solo la parte della sfera che è intorno alla parte anteriore della nostra regione del seno. Anche se le sfere sono pure nella regione posteriore, non usiamo questa parte, perché è la sfera

34

della vigilanza, che viene utilizzato solo in deroga.

Prima del controllo si dovrebbe sapere: il corpo fisico è un elemento di percezione. Ma in questo caso noi non usiamo la conoscenza della morfologia/ anatomia. Noi usiamo solo quello che possiamo vedere con i nostri occhi.

Le informazioni viaggiano sempre in onde, come un flusso di luce, dall'anima attraverso la 1-ma sfera, al lato interno della sfera di 5 metri. Il lato interno della sfera di 5-metri riflette l'informazione del corpo fisico. Otteniamo rette di **informazioni attraverso l'AIC, che è anche il campo di percezione**, tra la sfera di 5 metri e quella di 1 metro, da cui qualsiasi informazione di un incidente poi arriva come un segnale tra le sopracciglia (Fig. 2).

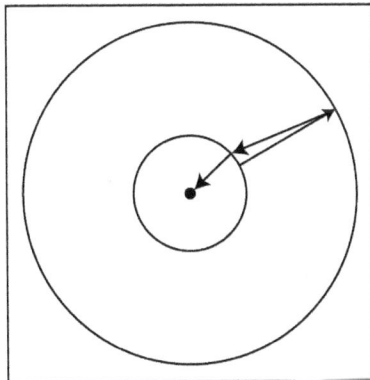

FIG. 2

E' un **processo al contrario**. Le onde emanano dalle persone e tornano a loro. Questo succede costantemente. Ovunque le onde si incontrano, viene creata una „**onda stazionaria**". Dall'onda stazionaria, le nostre "immagini" di coscienza sono create. Così, ognuno vede effettivamente un „film" su se stesso o se stessa (Fig. 3). La realtà che vediamo nelle immagini è **la realtà che si forma dalla nostra coscienza**.

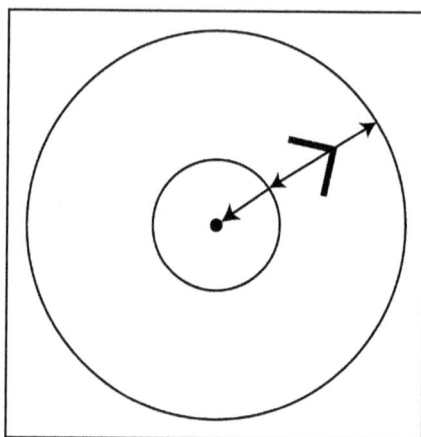

FIG. 3

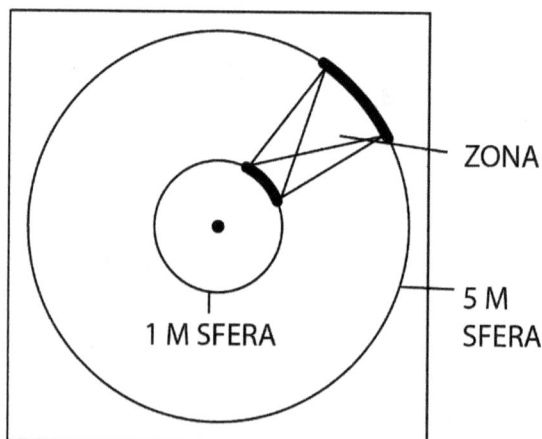

FIG. 4: L' "ONDA STAZIONARIA")

Ciascuno può costruire e controllare l'informazione, essenziale per se stesso/a. Voi potete effettivamente cambiare le informazioni per il meglio. Attraverso il cambiamento delle informazioni su specifici eventi o incidenti nell'AIC, noi cambiamo anche l'informazione di eventi per la salvezza dell'essere umano. L'informazione positiva permea il corpo fisico e gli eventi positivi vengono creati intorno a noi. Nel fare questo, **il mondo in generale inizia a trasformarsi.**

Come lavorare con l'Area di Creazione delle Informazioni (AIC)?

Prendiamo ogni pezzo casuale di informazione che esiste intorno l'essere umano. Useremo l'esempio di una epidemia di influenza per esplorare come questa informazione può essere trasformata.

Prima di tutto, noi (mentalmente) **ci avveturiamo nel livello macro**. Perché? In relazione all'area geografica della malattia, ad esempio l'area di una città o un paese , l'essere umano rappresenta il livello micro. Per prevenire che l'essere umano sia schiacciato dalle informazioni dell'epidemia, ci avventureremo nel livello macro, cioè andremo oltre la nostra sfera di 5 metri.

A livello macro, l'essere umano è esattamente come è qui, ma **molto potente**. Adesso quardiamo dal livello macro sul livello micro. Per entrare nel livello macro, diciamo semplicemente (mentalmente):

"Sto andando fuori al livello macro"

Ci posizioniamo sul punto di archiviazione (**adesso fuori della sfera di 5 metri**), costruendo l'informazione per la riconfigurazione della situazione disarmonica – l'epidemia di influenza – esattamente dove questa informazione fluisce . Inoltre, iniziamo a percepire/preparare l'area di informazione per l'epidemia di influenza (Figs. 4 e 5), per prepararla per il lavoro di cambiamento. Quest'area si sviluppa tra un segmento esterno alla sfera da 1-metro e un opposto segmento interno della sfera 5 metri. Diciamo:

"Io vedo il segmento responsabile per l'informazione della disarmonia – l'influenza – ed un segmento esterno alla sfera da 1 metro"

Segniamo questo segmento e continuiamo:

"Io vedo il segmento responsabile per l'informazione della disarmonia l'influenza – ed un segmento interno alla sfera da 5 metri"

Segniamo anche questo segmento e lo connettiamo con quello interno (framing). Adesso abbiamo creato l'area di informazione di creazione della disarmonia, l'influenza epidemica.

Mettiamo nel **segno di Cristo**, la lettera X ("Chi", che rappresenta il dualismo, (Fig. 4) o semplicemente mettiamo "**NORMA**", secondo la norma del creatore (Fig. 5) ed illuminiamo la nuova informazione con luce argento bianca o luce violetta.

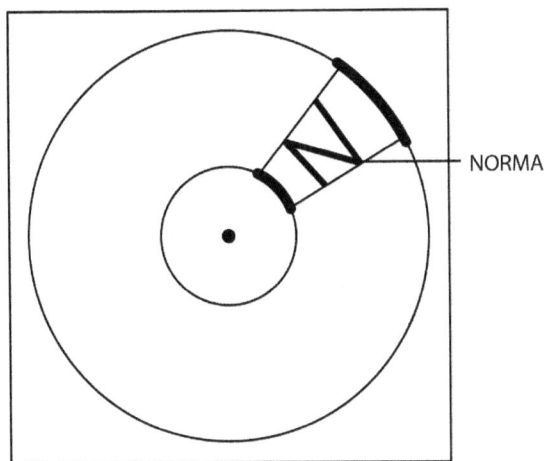

FIG. 5

Così abbiamo ricondizionato la qualità dell'informazione – attraverso il livello macro - con il potere della nostra anima e coscienza, nell'area dell'epidemia con rispetto ad una regione. Inoltre, noi adesso **inseriamo ora e data e inviamo tutto all'infinito.**

Abbiamo stabilito l'intervallo dal quale questa informazione inizierà a diffondersi nel mondo.

11. Controllo degli eventi usando un Doppio Cono

Prima di tutto , costruiamo mentalmente un doppio cono equilatero connesso (il principio di hourglass, rCono1 = rCono2) con le dimensioni dell'apertura di un anello prodotta dala connessione del dito indice e pollice, proprio di fronte a noi.

Ci focalizziamo su un obiettivo individuale, giriamo il dispositivo e invia-mo l'informazione all'apertura destra di questo doppio cono. Nella parte di connessione poniamo un "8", come segno di eternità. Come rinforzo illumi-niamo l'"8" con luce argento bianca.

La densità dell'informazione di input del Cono 1 è della stessa densità delle informazioni in uscita dal cono 2. Usando l'otto, la trasformazione ottiene un effetto eterno.

Se la conversione è effettuata, la struttura usata, si dissolve automaticamente

Cono Destro: input per eventi che devono essere convertiti (malattia, dolore, disoccupazione, problemi di relazione).

Cono Sinistro: uscita per eventi, convertito alla norma (la salute, il benessere, il lavoro soddisfacente, rapporto armonico).

Punto di connessione: conversione delle informazioni in entrata allo standard della norma.

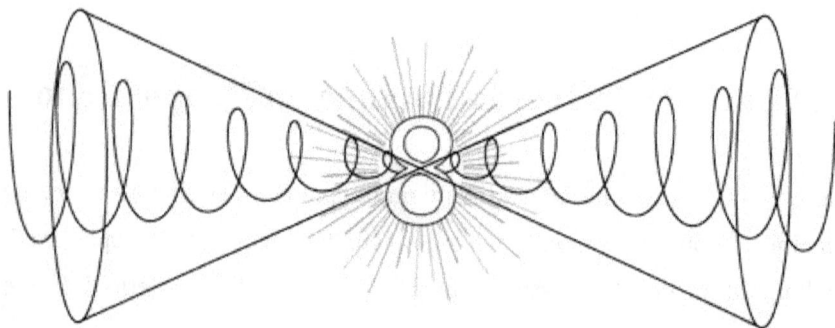

Esempio: „Alta pressione sanguigna"

vediamo il doppio cono con un angolo a 90 gradi di fronte a noi. Nella parte di connessione simultaneamente posizioniamo un "8" e lo illuminiamo con luce argento - bianca. Lo giriamo in senso orario, verso di noi, in modo da aver posizionato il cono destra direttamente verso nostro corpo.

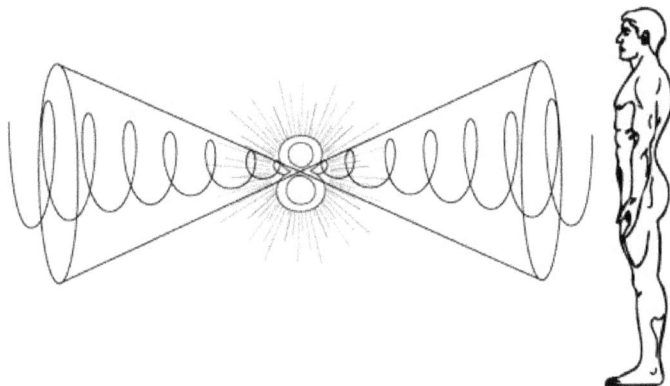

Mentalmente respingiamo l'informazione „ipertensione" in questo imbuto (principio del vuoto!) e fino al punto di connessione in cui è cambiata nella norma = „pressione sanguigna normale". Contemporaneamente, diciamo (mentalmente)

„Ripristino della pressione arteriosa,
a livello cellulare ,
alla norma del Creatore. „

L'informazione „pressione del sangue normale" esiste nell'opposto cono (sinistro), nella stessa densità di informazione, come inserita, diffusa nell'universo, per la manifestazione nella realtà.

12.Ozono

Tecnologia per purificare la nostra Anima o per Rigenerare Cellule malate

Purificazione:

Immaginate una piramide nella parte interna della nostra sfera di 5 metri. Al suo vertice c'è una sfera. E' la sfera dell'anima. La piramide è la piramide dell'anima del Creatore, la luce dell'assoluto, la luce della creazione.

Mentre la sfera rimane sul vertice della piramide, la piramide si apre un po. La luce dell'assoluto appare, riempie la sfera e ripulisce l'anima della sfera. Vediamo come la sfera purifica se stessa, si accende, ed inizia a riempirsi sempre con più luce.

Dopo che la sfera è ripiena di luce brillante, la piramide si apre ulteriormente e la sfera lentamente affonda nella piramide. In questo momento, è prodotto e rilasciato ozono, per trasformare le informazioni negative di ciascuna cellula informativa dell'anima in informazioni secondo la norma.

Rigenerazione:

L'ozono in se stesso rigenera la cellula, possiede questa capacità. Confrontato all'ozono terapia: nell'ozono terapia, l'ozono è rilasciato nel flusso sanguigno.

Controlliamo l'evento dicendo:

42

"Io vedo le cellule ammalate, un tumore. Io scelgo l'ammontare appropriato di ozono ed abbraccio le cellule malate del tumore con l'ozono."

L'ozono mangerà letteralmente le cellule. L'intero tessuto del tumore comincia bruciare e ad annerirsi. Una volta che il tessuto tumorale si è annerito, aumentiamo ancora la concentrazione di ozono. Questa volta, usiamo l'ozono per trasformare la cellula in sana. Questa tecnologia funziona molto bene in oncologia.

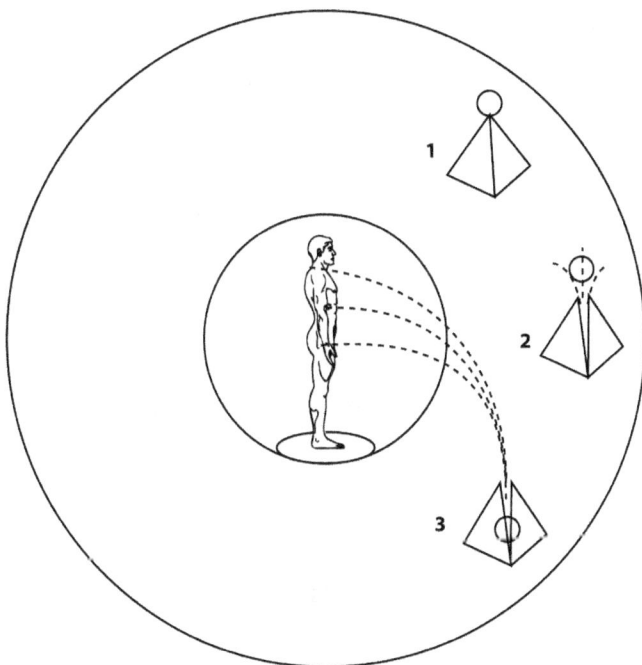

OZONO

13.Tecnologia per rigenerare il Sistema Digestivo

Visualizziamo le informazioni inziali della malattia, connessa con il sistema digestivo (funziona anche con altri organi o sistemi nell'organismo).

Creiamo mentalmente un cilindro. Il fondo del cilindro ha un diametro di 2 cm (0.8 inch,)ed è posto su un piano, un foglio di carta per esempio. L'altezza del cilindro è anche 2 cm.

Contenuta in una sfera immaginaria sotto il piano è l'informazione della forma, a norma del creatore, lo stato futuro: sistema digestivo restaurato, nessun cancro, nessun tumore, ulcere, altri o minore. La sfera ha un diametro di 2 cm. Il piano è il centro di demarcazione di questa simmetria.

Noi estraiamo tutte le informazioni della malattia dal sistema digestivo e nel ciclindro. Così il diametro del cilindro si raddoppia a 4 cm (1.6. inch), l'altezza rimane la stessa.

Dopo, muoviamo la pagina di carta ed il cilindro allargato in un cubo argento bianco immaginario (il "cestino universale senza limiti"), fuori dalla sfera di 5-metri.

Trasferiamo la sfera con la norma del creatore del sistema digestivo (o nel 3. chakra). Allo stesso tempo illuminiamo la sfera con la luce argento bianca del creatore.

La sfera inizia a muoversi e a girare in senso orario. Inseriamo ora e data e inviamo nell'eternità.

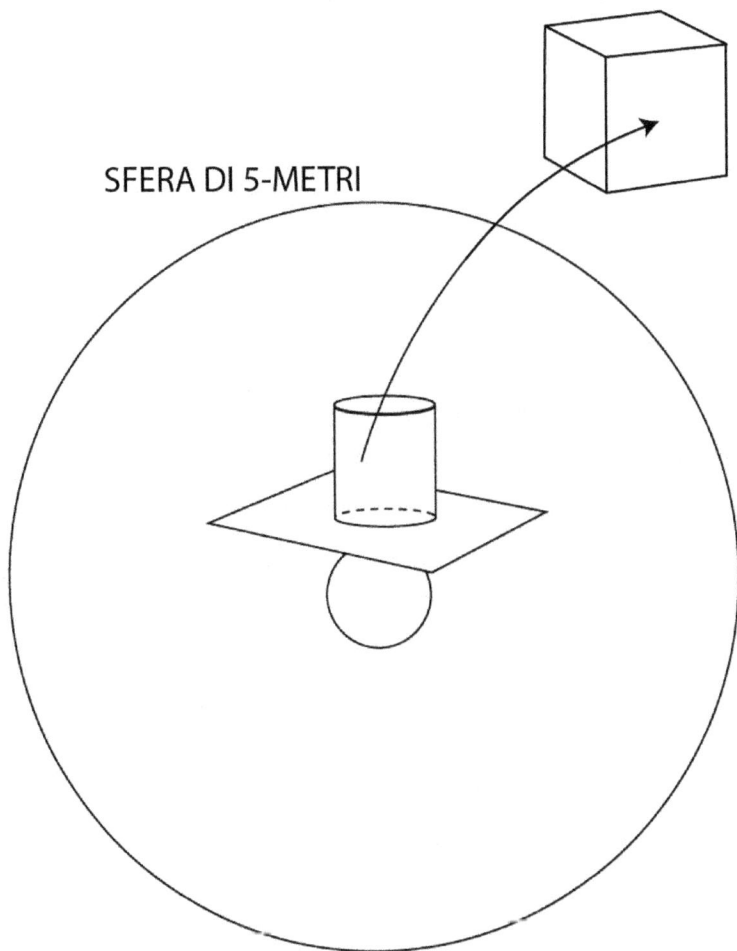

SFERA DI 5-METRI

45

14. Sistema: Cubo - Cono – Cubo

La nostra coscienza sta operando molto bene, usando le forme geometriche. Particolarmente adatti sono organismi quali coni, sfere o cubi.

Lavorando con i liquidi

Immaginate un cubo, all'interno del quale c'è un cono, nel cono, c'è di nuovo un piccolo cubo. Il sistema „cubo-cono-cubo" può essere introdotto in una capacità con acqua (water-carrying medium).

Mentalmente puliamolo dalle impurità e dalle sostanze nocive, mentre lo ristrutturiamo e lo puliamo in modo da renderlo chiaro come un cristallo. Scambiamo semplicemente l'informazione sul contenuto e la struttura dell'acqua. Questo sistema può essere usato per pulire ogni liquido inclusi vino e spirito!

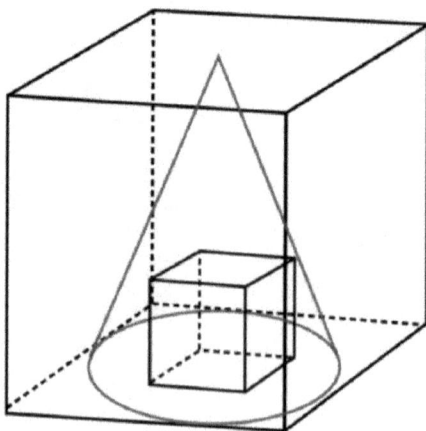

Esempio: Purificazione dell'acqua

Inserite la struttura geometrica immaginaria per 24 ore nel ciclo dell'acqua.

Mentalmente pronunciate:

> „Per pulire l'acqua da veleni, tossine, microbi, altri additivi e
> ottenere la strutturazione dello stato delle
> molecole di pura acqua, come orginariamente
> il Creatore ha creato acqua ed eternità."

Inoltre, dite:

> „Io inserisco il sistema cubo – cono – cubo in tutte le acque,
> tutti i fiumi e laghi (alternativamente: nell'epicentro di un disastro,
> in un distretto e area con acqua avvelenata, ecc.),
> donando istanatanea guarigione, pulizia dei veleni, tossine,
> radioattività o composti chimici. E con il mio amore, insieme
> all'amore del Creatore invio l'efficacia di questa tecnologia nell'eternità e
> nell'infinito. „

Ripristino del Livello Cellulare di Sangue e Linfa:

In modo simile, si può purificare il sangue, il sistema ormonale, la linfa, organi e cellule individuali, poichè approssimativamente l'80% del nostro corpo è fatto di acqua e **l'informazione sulla malattia è trovata nella soluzione acquosa**

delle cellule.

All'interno di questa struttura si può costruire mentalmente nuove, cellule sane, moltiplicarle e copiarle ed incollarle in altre persone. Le vecchie cellule, incluse quelle cancerose, in questo modo sono rimosse.

Mentalmente inserite una cellula secondo la norma del creatore nella struttura geometrica del complesso cubo-cono-cubo. Dopo lasciatela andare nell'Aorta.

Mentalmente recitate il programma di controllo, immaginate il sangue nel suo colore rosso più puro:

„Instantanea pulizia del sangue dai veleni, tossine, germi,
sporcizia e altre impurità e della strutturazione di livello molecolare,
proprio come il creatore originariamente ha creato"

Visualizzate come la cellula norma comincia a replicarsi, a rinnovare il sangue, facendovi (o facendolo per altri con i quali state lavorando) sembrare più giovani.

Mentalmente, dite:

„Io inserisco il sistema cubo-cono-cubo nel liquido di tutto
l'organismo vivente,negli organi interni, per una guarigione
istantanea, pulizia, ripristino e rigenerazione.
Proprio come il Creatore originariamente ha creato."

48

Quando lavorate con il sangue o la linfa completate la struttura con la seguente sequenza numerica 1843214!

Ripetete questa procedura diverse volte e la cellula secondo la norma del creatore rimpiazzerà tutte le cellule che non rispettano la norma.

15. Pulizia energetica delle Stanze

Energia negativa ed esaurita si raccoglie sempre negli angoli di una stanza.

• Immaginiamo una sfera in ciacun angolo della stanza.
• Dopo visualizziamo una grande sfera al centro della stanza.
• Nei nostri pensieri connettiamo le piccole sfere negli angoli con la grande sfera al centro.
• Dopo, visualizziamo le energie negative nella stanza che fluiscono dalle sfere piccole nella sfera del centro. Da li, esse si muovono nel livello del creatore in un flusso di energia. Li saranno trasformate.

Ordiniamo:

"Io spingo tutte le informazioni negative fuori da questa stanza."

16. Creazione delle cellule di Salvataggio

Immmaginate **sfere (viola)** con un diametro di 30 cm (approx. 1 feet), che vi circondano. Sono tutti elementi della vostra coscienza:

Molto vicino – **gli elementi di coscienza** nei dintorni.
Più lontano - gli elementi lontane di coscienza
Ancora più lontano - gli elementi più remoti della coscienza (vicino alla Stella Polare).

Determinate uno degli elementi come **cellule di salvataggio viventi, contenenti materia viva.** Uno degli elementi più distanti della coscienza si illumina come una scintilla. Portatelo più vicino a voi e cominciare a lavorare con lui.

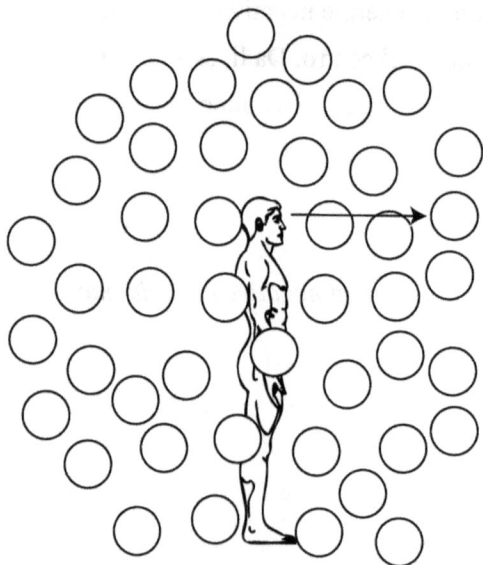

1. Riempitelo con colore viola.

2. Inserite la parola „SALVATAGGIO", così come il simbolo **Infinito (8)** ed il simbolo per l'**Eternità (∞)**

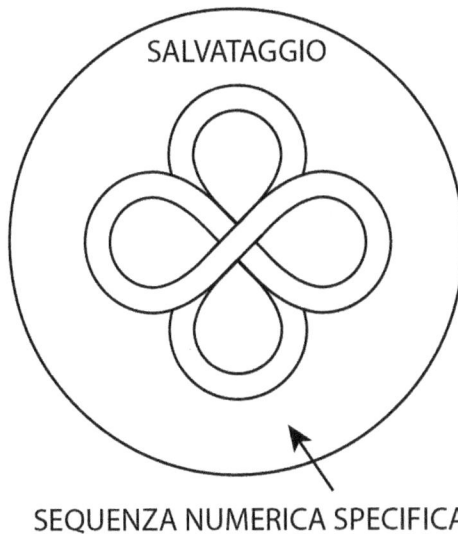

SALVATAGGIO

SEQUENZA NUMERICA SPECIFICA

• Se avete una malattia specifica, **inserite l'appropriata sequenza numerica** di questa malattia nella cellula di SALVATAGGIO. Lasciatela brillare in maniera vivace nella luce violetta. Ora "essa" è pronta.

4. Installate la cellula di salvataggio nell'organo malato e guidatela attraverso l'organo, in senso orario in modo da ripristinarlo.

5. Guardate, come la cellula di salvataggio con materia viva inizia a riprodursi e a rigenerare l'organo (immaginate, l'organo che si accende di viola). E' l'organo guarito secondo la "NORMA". Immaginate l'organo nel suo colore e forma naturale (trovate l'organo in un libro medico o ina una foto di google). A

livello di informazione, potete fare qualsiasi cosa – creare e/o rianimare qualcosa - e questa informazione poi scende a livello fisico.

L'ora più efficace per questo lavoro è – a causa dello stato della luna – tra le 22.00 ae le 23.00 in punto (dalle 10 alle 11 p.m., ora di Mosca). In quest'arco di tempo il supporto di Grigori Grabovoi, al livello dell'informazione, è in vigore. Lavorate continuamente fino a quando non viene ripristinato l'organo (fino a vedere l'organo rigenerato).

(Ri) Creazione di un Organo

1. Quando un organo è mancante, dovreste prima di tutto dare un'occhiata a questo organo in un libro medico (trovate l'organo in un libro medico o in una foto di google).

2. Riprodurre cellule di salvataggio in larga quantità.

3. Dopo, mentalmente, con la vostra coscienza, ricostruite l'organo affinchè sia rigenerato, in uno stato di salute, secondo la norma.

4. Pensate ad esso chiaramente e nel dettaglio dove è nel corpo, al posto dove esso appartiene. Ridisegnate i contorni con la cellula di salvataggio, installate la cellula al centro dell'organo e moltiplicatela, rimepiendo l'organo con le cellule di salvataggio, come un mosaico (FIG. 1)

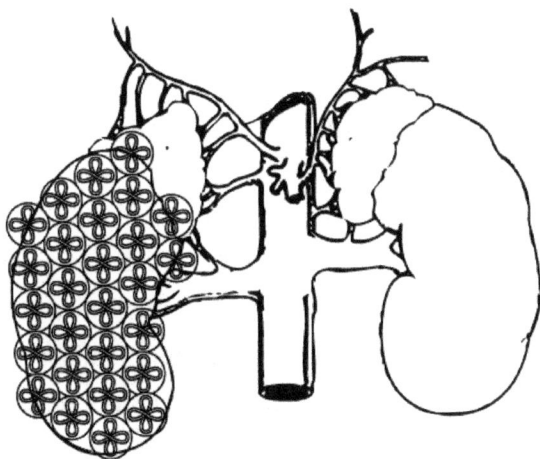

FIG. 1

5. Dite: „Il contorno dell'organo sano si stà sovrapponendo al contorno dell'ancora esistente organo malato, perduto, o chirurgicamente rimosso. Lo voglio così e così sarà!"

Create una volta. Se non appare nell'occhio della mente, create più volte: due volte al giorno fino al recupero completo!

Questa è la via, Grigori Grabovoi rivitalizza organi perduti o li ricrea!

Nei tempi antichi, guaritori hanno trattato i reni, utilizzando l'immagine di una prugna. Sull'immagine del rene malato mentalmente hanno messo una prugna succosa fresca (come se questa fosse un rene perfettamente funzionante e sano). Ecco come gli antichi guaritori guarivano i reni: con la loro mente! A livello sottile, tutto era stato trasformato, e l'organo malato recuperato.

53

17. Rigenerazione delle spina dorsale

1. Ci focalizziamo sulla spina. Lungo la colonna vertebrale, con la luce, noi - mentalmente - scriviamo la parola „NORMA", per sostenere il processo di guarigione nel suo complesso.

2. Accanto alla articolazione dell'anca destra mettiamo una sfera di luce (sfera 1), in cui inseriamo le informazioni „piena restaurazione della mia spina dorsale". Ora vediamo una connessione splendente e luminosa tra questa sfera e la „norma" lungo la nostra spina dorsale, poichè l'informazione brilla e si diffonde nella direzione della „NORMA", contemporaneamente iniziando a ripristinarla.

(Problemi alla colonna vertebrale sono quasi sempre problemi di tutto l'organismo, così ci sentiamo come l'informazione splendente illumina tutto il nostro corpo fisico)

3. Forniamo una seconda sfera di luce (sfera 2) accanto all'articolazione del ginocchio destro, con lo stesso messaggio: "Piena restaurazione della mia spina dorsale". Ancora una volta, un collegamento risulta splendere luminoso tra questa sfera e la „norma" lungo la spina dorsale. La luce intensa, contenente le informazioni da questa sfera sale dal ginocchio alla coscia e attraversa tutti gli organi, fino alla „NORMA" lungo la colonna vertebrale.

4. Dopo mettiamo una terza sfera di luce (sfera 3) accanto alla nostra caviglia destra, contenente l'informazione di „ripristino completo del mio corpo". Questa sfera è piena di luce bianco-argenteo. Diciamo (mentalmente):

54

„Ripristino/Rigenerazione completa del mio corpo,
alla norma del Creatore „!

Una luce forte, riempita con le informazioni dalla sfera, inizia a salire dalla caviglia, attraverso la gamba e la coscia su in tutto il corpo. Cattura gli organi sessuali, il sistema digerente, fegato, milza, reni e pancreas. Anche i polmoni sono coperti completamente da questa luce. Si collega al „NORMA" lungo la colonna vertebrale e va ulteriormente, alla tiroide, collo e al cervello e la ghiandola pituitaria. L'ipofisi è illuminata in modo tale che una piccola sfera argenteo-bianco si forma nel mesencefalo, dove il cranio era originariamente formato.

5. Dal nostro emisfero cerebrale destro un arco splende luminoso si sta sviluppando nel emisfero sinistro, perché nell'emisfero destro viene memorizzato l'intera informazione, come dobbiamo mantenere il nostro corpo sano.

6. Di conseguenza, l'emisfero sinistro inizia il „trattamento" delle informazioni ricevute, trasmettendole in tutto il sistema endocrino (il metabolismo). Questo processo produce gli ormoni necessari per ripristinare il nostro corpo completamente - e anche per ringiovanirlo. Il nostro corpo sta ora di nuovo lavorando secondo la norma del Creatore!

7. Prendiamo ora e la data e trasmettiamo queste nuove informazioni - da ora in poi - all'infinito.

55

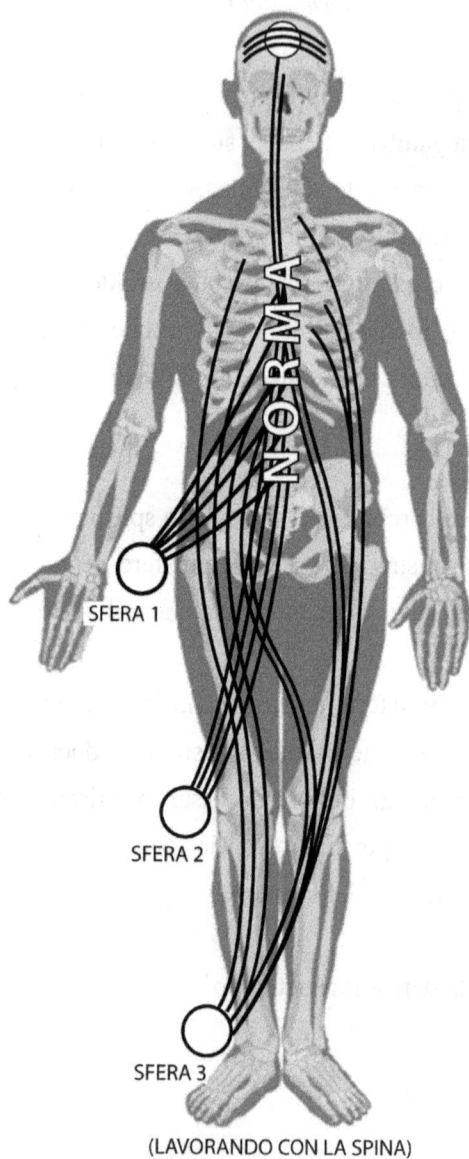

NORMA

SFERA 1

SFERA 2

SFERA 3

(LAVORANDO CON LA SPINA)

18. Generale Ripristino/Rigenerazione degli Organi

Dopo che un organo è stato asportato chirurgicamente, la sua matrice rimane come un ologramma. Questa matrice permette di ripristinare l'organo con metodi diversi. **Rigenerazione e materializzazione accadono sempre sulla base dell'Anima del Creatore!**

Lavorare con gli altri, immaginiamo la forma della persona specifica. Mentalmente, chiediamo il permesso di effettuare la rigenerazione o il ripristino. Chiediamo:

> *"Volete permettere la rigenerazione del corpo*
> *attraverso l'applicazione di questa conoscenza?"*

Prima della rigenerazione di un organo, dobbiamo chiarire il motivo: **Perché c'è bisogno di avere l'organo indietro?** Il motivo deve sempre avere uno scopo benefico che è collegato con l'organo o la persona nel suo complesso. Per utilizzare l'esempio di un utero, uno scopo benefico potrebbe essere quella di avere di nuovo i bambini, o per avviare un ringiovanimento della persona nel suo complesso, perché il loro lavoro è importante per un sacco di gente, o per supportare l'evoluzione spirituale e armonica della persona, e quindi di tutta l'umanità.

Metodi di applicazione

Rigenerazione nella Sfera che contiene Materia Vivente:
Costruiamo o immaginiamo l'organo nella sfera contenente materia vivente. Dalla sfera contenente materia vivente, spostiamo l'organo e lo posizioniamo

al posto dell'organo malato o mancante. La rigenerazione alla norma avviene sullo sfondo dell'anima del Creatore.

Rigenerazione usando la Luce di Organi Adiacenti:
Tutte le cellule di tutti gli organi possiedono la memoria informativa dell'organo mancante. Tutte le cellule possiedono luminescenza. Le cellule luminescenti degli organi che sono adiacenti agli organi mancanti sono capaci di rigenerare l'organo mancante con l'aiuto della luce. Immaginiamo le cellule degli organi adiacenti.

Diamo alle cellule degli organi adiacenti il compito di rigenerare l'organo mancante. La luce delle cellule adiacenti riempie lo spazio dell'organo mancante. Sullo sfondo dell'anima del creatore: *"Rigenerazione alla norma."*

Dopo ciascun metodo mettiamo il controllo:

*"Completa rigenerazione del... (il rene destro, ad esempio)
e ripristino alla norma, sullo sfondo dell'anima del creatore."*

Inseriamo ora e data e inviamo il tutto nell'eternità.

19. Ripristino di Organi Accoppiati

1. Stendiamo le braccia davanti a noi, in modo che le dita di entrambe le mani si tocchino a vicenda e guardiamo all'interno delle nostre mani.

2. Prima di tutto focalizziamoci sul dito indice della nostra mano sinistra.

58

3. Poi, in un batter d'occhio consapevole (supporto occhio) trasferiamo un impulso al dito indice della mano destra.

4. Poi inoltriamo la trasformazione

a) Dal dito indice destro al mignolo sinistro

b) Dal mignolo sinistro al mignolo destro

c) Dal mignolo destro al dito anulare sinistro.

5. Infine, trasferite l'impulso al dito anulare della mano destra.

Provate a sentire, cosa sta succedendo nel vostro corpo. Si (dovrebbe) avere raggiunto uno stato di controllo mentale!

Nel corso di questo esercizio, la funzione delle cellule del cervello si attiva e - in aggiunta - nuove cellule - il ringiovanimento e / o la rigenerazione degli organi abbinati viene posta in essere.

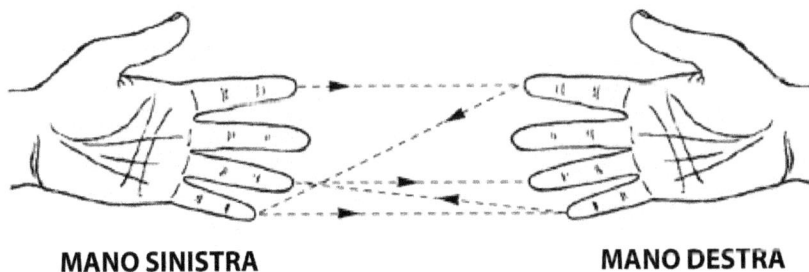

MANO SINISTRA   **MANO DESTRA**

20. Tecnologia per la Rigenerazione dei Denti

1. Con la nostra coscienza **entriamo** nella zona della crescita dei denti, in una cellula, nel suo nucleo e in un cromosoma del **DNA** - nel terreno, che conserva le informazioni dell'organo sano.

2. Incontrando questo terreno con il raggio della nostra coscienza, una struttura reticolare tridimensionale del dente è visibile, la sua energia scheletrico informativa (il doppio eterico del dente, contenente le informazioni per la formazione e l'organizzazione del dente).

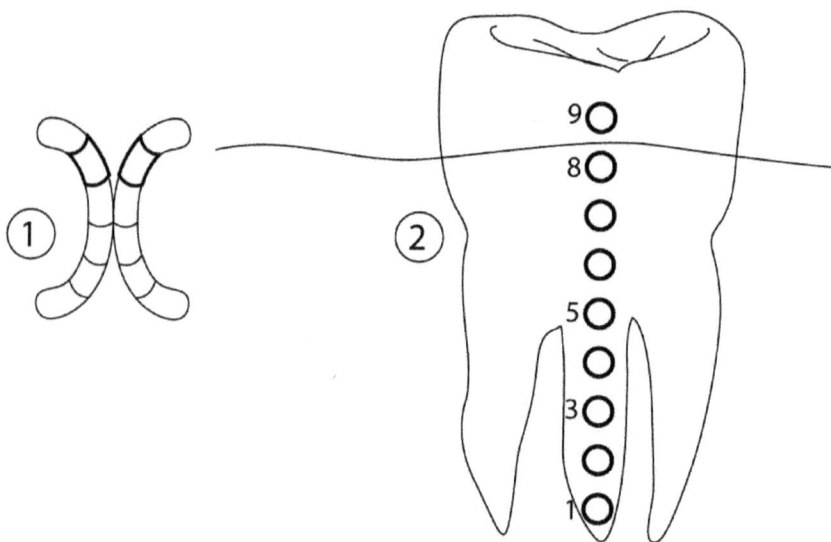

3. Dalla colonna vertebrale o da qualche altra parte dal midollo osseo usiamo **cellule staminali** di informazione (mentale, i mezzi di chiaroveggenza): prima vediamo tre cellule, poi altre cinque cellule e quindi la nona cellula („Rapporto

60

- Fibonacci")

Le cellule staminali hanno una forma ovale, la nona cellula è più grande delle altrei. Le cellule sono semi-trasparenti, di colore **bianco-argenteo** e senza nuclei cellulari.

Impulso > **2145432**

informazioni cellule stam.> **1-3**   **5-8**

cellule stam.materializzate> **9**

Sequenza Numer. **12746391**

4. La nona cellula è la **prima cellula materializzata come nuova** in cui ora inseriamo un certo programma di sviluppo:

a. **Salvataggio di tutto** e salvataggio di ciascun individuo (**parte del Creatore** - macro livello).

b. **Rigenerazione** dello specifico organo, il dente ((nostra) **parte dell'individuo** – livello micro)

c. **Armonizzazione** – bilanciamento del mondo interiore ed esterioreed il loro accordo = ripristino alla norma del Creatore (**Parte unificante:** livello micro/macro)

5. **Attiviamo** la prima **cellula staminale materializzata** (la **9°** cellula):

a. Focalizziamoci sulla sequenza numerica „**2145432**" (cioè impulso della coscienza)

61

b. Concentriamo l'informazione dall'area della creazione delle informazioni (AIC) intorno a noi, nella **sfera della coscienza individuale,** che ha un raggio di 5 cm (2 inches) ed è circa 2 cm (1 inch) sulla nostra testa.

c. Da qui deriviamo l'impulso sull'**apice** (della testa) nell'**epifisi** (ghiandola pineale) ed **al punto costruttivo dell'anima,** dopo nella ghiandola **pituitaria,** e da qui nella **tiroide.**

d. Nella tiroide, inizializziamo **l'impulso di controllo** per l'attivazione e l'ulteriore **divisione della cellula staminale 9** (per attivare le cellule staminali potete usare la sequenza numerica 12746391 di Grigori Grabovoi, per l'intensificazione)

6. Riempiamo poi il contorno del corpo con le cellule staminali.

a. In primo luogo, fuori dalla cellula (guardate 1.–4.) contenente l'informazione dell'organo sano e la prima cellula staminale (9), **in senso orario** "costruiamo" le altre cellule staminali della **struttura esterna** e, in accordo, all'intera forma esterna dell'organo.

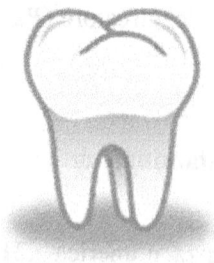

62

b. Nello stesso modo - **antiorario** – costruiamo le cellule staminali della **struttura interna** e, in accordo, all'intera forma interna dell'organo.

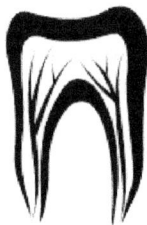

c. Dopo iniziamo a **riempire lo spazio rimanente con cellule**. La divisione delle cellule avviene in maniera simile allo sviluppo embrionale, quando la prima cellula nata, da vita ad una cellula simile, che dopo da vita alla cellula successiva, etc. Le cellule si formano finchè tutto lo spazio interno è riempito. Una volta che lo spazio è riempito, non riesci più a vedere la struttura di impianto, **un organo „splendente" è già formato!**

7. Secondo la nostra intuizione ripetiamo tutte 1 fase per supportare il processo.

Con l'impulso „2145432" immaginiamo il ripristino (rigenerazione) dell'intero dente nello stesso modo e così noi vediamo solo un'energia informativa, **ma un organo funzionante e anatomicamente sano.**

8. Impostiamo ora e data e mandiamo il tutto all'infinito.

9. Ringraziamo il creatore ed altri insegnanti spirituali.

Il percorso del controllo mentale riassunto:

63

- Inserire DNA
- Creare – informazione – cellule staminali (1-8)
- Creare – materiale – cellule staminali (9)
- Inserire i programmi di sviluppo a.-b.-c.
- Area di Creazione dell'Informazione (AIC)
- Sfere di coscienza individuale
- Apice (testa)
- Epifisi (ghiandola pineale)
- Punto costruttivo dell'anima
- Pituitaria
- Tiroide
- Organo specifico (dente)
- Ricostruire contorno esterno
- Ricostruire contorno interno

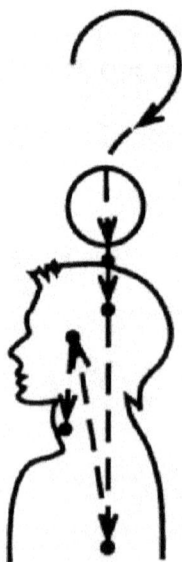

Attenzione!

Guardando ad una cellula, il suo nucleo e la sostanza sono il mondo interno della cella - e citoplasma circostante della cellula, è il mondo esterno. Lo spazio intercellulare è la base del mondo esterno dell'organo.

Tenete a mente che, a tutti i livelli gerarchici della materia - se atomico, molecolare, cellulare, umana o cosmica - lo spazio è molto più grande della sostanza. Quando si ripristina un organo è necessario controllare il mondo interno - le cellule - e il mondo esterno - spazio intercellulare. Qui, ogni istituzione nella sua struttura interna, forma e dimensione, è individuale.

Dovete capire che per tutte le persone la velocità del pensiero è diversa. E così la realizzazione di questo processo richiede tempo diverso, individualmente. **Un grande ruolo è giocato dalla volontà interiore delle persone. Devono essere abbastanza „mature" per questo processo. Le informazioni necessarie devono tener conto non solo dalla coscienza „esterna" della persona, ma anche a livello cellulare.**

Da qui, anche la velocità della divisione delle cellule è differente. Nella vita reale, anche una certa età è necessaria per dare alla luce un bambino, vale a dire, quando la maturità sessuale viene raggiunta! Anche questo è individuale. Lo stesso avviene a livello cellulare!

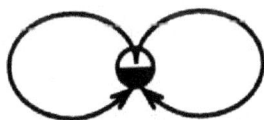

La forma di un organo è il bordo tra il mondo interno ed esterno. La coscienza è lo spazio flessibile. L'anima è lo spazio del mondo interno che è flessibile

- attraverso la mente in senso antiorario.

17. Focalizzandosi su Un Punto

(Separazione dell'ombra)

1. Posizionate il punto 1 - 2 metri (3 -6 piedi) di fronte a voi in modo da poter convenientemente direzionare il vostro focus su di esso.

2. Focalizzatevi (concentratevi) sul punto finchè non notate una fase dinamica che si forma intorno al punto – la fase di luminescenza.

Tutta la materia in questo mondo è stata creata fuori dalla luce concentrata. Questa è la luce che vedete. La luce è ovunque, in ogni cosa. Non cesserà mai di esistere.

3. Continuate a guardare e cerca di tenere gli occhi sul punto luminescente. Vedrete una serie di sfere luminose che si formano accanto al punto. Esse inizieranno a muoversi sempre più velocemente intorno al centro luminescente.

Il punto di informazione è stato eccitato. Le energie sono state generate intorno al punto. Attraversando la coscienza di una persona, queste energie ottengono le caratteristiche della psicofisica e la capacità di creare la realtà di un piano diverso.

In quel momento, il punto nero si separa dalla carta. La sensazione di uno spazio aperto, con grande profondità, appare sullo sfondo. Il punto galleggia semplicemente e cambierà la sua posizione sotto l'influenza del pensiero.

Durante la prossima fase di questo focus, è meglio concentrarsi su un punto con un colore chiaro (bianco, giallo, oro, argento, ecc.)

Il lavoro con punti di colore chiaro ha una caratteristica distintiva. Un effetto lampeggiante si verifica durante la messa a fuoco. In primo luogo, appare l'oggetto e poi scompare. Inoltre, vi è una corona luminosa di luminescenza intorno all'oggetto. Ciò significa che l'area vicino al punto diventa molto più luminosa del resto della carta: brilla.

Ciò significa che la luce si concentra sotto lo sguardo ed è compressa in una sfera. Cambia nello stato corpuscolo, in altre parole, l'onda è collassata in una particella minuscola. Come risultato, oggetti invisibili diventano evidenti (mondo, atomi, molecole, ecc).

È il meccanismo della comparsa del mondo invisibile.

Il centro SVET di tecnologie mentali

Obiettivo e compito del centro: la diffusione della dottrina di Grigori Grabovoi, relativa alla salvezza e allo sviluppo eterno e armonioso di tutti gli esseri umani.

SVET trasmette conoscenze sull'anima, la mente e la coscienza.

Sulla base della dottrina della „salvezza globale" sono fornite le tecnologie per la riunificazione dell'uomo con il Creatore, sopra tutte le strutture.

Si trasmettono tecnologie intellettuali per la comprensione della struttura del corpo fisico eterno. Così ognuno può imparare le basi delle tecnologie date e trasmettere queste conoscenze ad altre persone.

Il centro offre corsi di formazione continua e permette attraverso questa conoscenza la correzione della salute.

SVET insegna a riconoscere gli schemi degli eventi circostanti e a ripristinare autonomamente la propria salute. Perché dal nostro punto di vista non esistono malattie incurabili.

Svetlana Smirnova

Il neurologo e omeopata Svetlana Smirnova è nata a Omsk (Siberia). Si è laureata presso la Università Statale Medica e poi ha lavorato per dieci anni come medico nel reparto neurologico dell'ospedale di Stato a Omsk. Dal 1995 vive in Amburgo e ha fondato qui con Sergey Jelezky il centro SVET di tecnologie mentali. Lei trasmette la sua conoscenza in seminari e workshop ad Amburgo e in Europa a persone interessate di qualunque ceto sociale.

Sergey Jelezky

È un artista e designer che ha studiato presso l'Università Tecnologica di Omsk e poi ha lavorato nel suo studio a Omsk e successivamente ad Amburgo. Insieme a Svetlana Smirnova ha visitato ed imparato presso il „Fondo A.N. Petrov"

(Scuola di chiaroveggenza), „Geovoyager" (strutturazione di coscienza) *, il centro di tecnologie mentali „La Speranza" N.A. Koroleva e W.A. Korolev *, Il Centro le tecnologie mentali „Arigor" I.W. Arepjev * (* Mosca).

www.ingramcontent.com/pod-product-compliance
Lightning Source LLC
Chambersburg PA
CBHW070934280326
41934CB00009B/1864